AF394843

LETTRE

SUR

L'ÉPIDÉMIE DE FIÈVRE TYPHOÏDE

Qui a régné à MONTIERS en 1843,

SUIVIE DE

QUELQUES CONSIDÉRATIONS

SUR

L'ÉPIDÉMIE D'ENTÉRO-COLITE

(DYSENTÉRIE)

Qui a existé à Laneuville-Roy, la même année,

PAR DOUVILLÉ J. -F^{ois}.

1844.

T 62
d
90.

LETTRE

SUR

L'ÉPIDÉMIE DE FIÈVRE TYPHOÏDE

Qui a régné à MONTIERS en 1843,

SUIVIE DE

QUELQUES CONSIDÉRATIONS

SUR

L'ÉPIDÉMIE D'ENTÉRO-COLITE

(DYSENTÉRIE)

Qui a existé à Laneuville-Roy, la même année,

PAR DOUVILLÉ J.-F^ois.

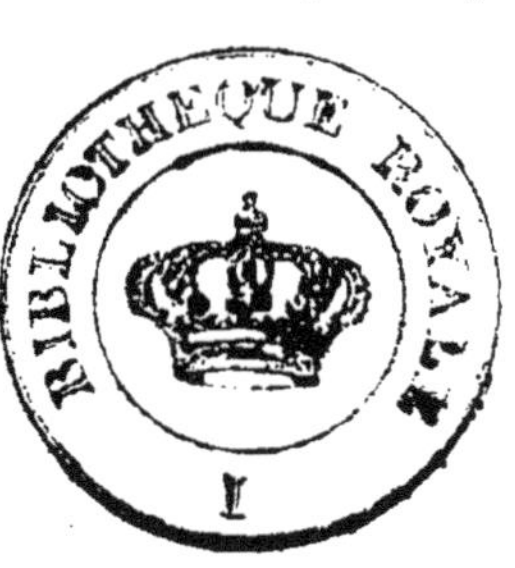
BIBLIOTHEQUE ROYALE

1844.

Mon Cher Confrère,

Vous me demandez qu'elle a été le caractère de l'épidémie qui a sévi à Montiers, en 1843 ; les symptômes présentés par les malades, le traitement mis en usage. Pour vous donner une réponse satisfaisante, je commencerai par vous offrir quelques observations particulières, que je ferai suivre des phénomènes observés en général : j'y joindrai un tableau qui embrassera l'âge, le sexe, le nombre des personnes atteintes, la durée de leurs maladies, ainsi que les terminaisons heureuses ou funestes. Je terminerai par les moyens employés comme modificateurs, en les faisant également précéder d'observations ; puisse mon faible travail captiver quelque peu votre attention.

Laneuville-Roy, 4 janvier 1844.

1re. OBSERVATION.

Dutilloi, Victoire, 36 ans, mariée, 6 enfants, constitution frèle, maigre, fut prise de frissons le 3 septembre, suivis d'évacuations alvines fréquentes, légèrement sanguinolentes (20 à 25), qui bientôt l'obligèrent de s'aliter.

7. Langue blanchâtre, gencives rougeâtres, molles ; soif, pouls faible peu fréquent, céphalalgie peu intense, faiblesse très-grande, selles moins fréquentes, 8 à 10. Sensibilité abdominale à la pression peu marquée, gargouillement dans la fosse iliaque droite, inappétence complète, peau sèche, chaleur peu élevée.

8 au 12. Évacuations alvines réduites de 4 à 5, disparition de la céphalalgie, langue molle légèrement sèche, soif, pouls petit peu fréquent, si ce n'est le soir où il s'accélère ; moiteur de la peau la nuit, toux légère, faiblesse encore plus marquée, météorisme à peine sensible.

15. La douleur de tête reparaît, augmente le soir, selles nulles.

18. Etat subdélirant, somnolence, enduit fuligineux de la langue, des dents; bouche aride, soif moins sentie, altération des traits de la face, pouls faible facilemeut dépressible; peau sèche, sale, excepté la nuit où elle se couvre d'une légère moiteur; narines tapissées d'une matière pulvérulente d'un gris ardoisé; coucher en supination, prostration.

20. Indifférence complète sur l'état de ses enfants gravement malades; air stupéfié; tour à tour assoupissement et délire, fuliginosité plus prononcée. Du reste même état.

22 au 30. Réapparition de la diarrhée, alternant avec la constipation, selles involontaires, fétides, brunes; légère teinte livide de la face, yeux enfoncés dans les orbites, urines d'une odeur forte, rendues involontairement, peau sale, terreuse; pouls de plus en plus dépressible, aridité de la bouche, état subdélirant le soir, augmentant la nuit, cessant le matin, pour être remplacé par la somnolence : réponses justes, ventre affaissé, non douloureux.

1er au 9 octobre. Le fuligo de la langue, l'encroûtement des dents disparaissent et reparaissent à différentes reprises, pouls très-déprimé, teinte plus livide de la face, moins marquée sur le reste de la surface cutanée, la nuit la malade pousse des cris plaintifs, yeux hagards, chassie des paupières, amaigrissement excessif, toux petite comme avortée, crachats muqueux rares. Le 4, lipothymie d'une demi-heure; 5, syncope d'une heure de durée; 6, réapparition de la syncope se prolongeant plus long-temps. Hémorrhagies sous-dermoïdes, sous forme de tumeurs de la grosseur d'une noix : une au poignet, une au coude droit, une troisième à la tempe du même côté, et deux sous le cuir chevelu. Le 9, la malade entrevoit sa fin prochaine, qui arrive le 10, à 2 heures du matin.

Cette malade d'un tempérament délicat, affaiblie par de nombreux accouchements, par une nourriture grossière; habitant une maison étroite, mal aérée, où déjà il existait deux malades, se trouvait dans une position très-favorable à se laisser imprégner par le principe miasmatique existant chez elle depuis plusieurs jours; aussi pouvait-on dès le début prévoir une issue défavorable, chez elle la céphalalgie fut légère, le délire modéré, le ballonnement du ventre à peine marqué, nulle sensibilité de l'abdomen à toutes les époques de la maladie, ce qui certes n'empêchait pas de présumer qu'il devait exister de graves désordres dans le tube digestif; ajoutez la fuliginosité qui consiste dans le dépôt sur les gencives, la langue, les dents, d'une mucosité qui prend une teinte brune, noire et même sanguinolente, dont la couleur s'approche de celle de la suie, à laquelle on l'a comparée. Ce phénomène dis-je, dénotait une altération profonde des organes digestifs. Chez cette malade plusieurs jours ont été nécessaires pour sa formation complète, quoique quelquefois on la voit se former en quelques heures, paraître et disparaître à plusieurs reprises, ainsi que cela a eu lieu dans cette observation vers les neuf derniers jours : ici le fuligo s'est accompagné d'une légère teinte livide de la peau, plus marquée à la face, teinte qui dénotait une grande imperfection dans l'oxigénation du sang, probablement causé par un désordre profond de l'ensemble nerveux encéphalique et ganglionnaire des viscères, et sans doute aussi parce que la muqueuse bronchique partageait jusqu'à un certain point l'altération ou si l'on veut l'inflammation spéciale, soit de l'estomac, soit de l'ileum, et qu'elle ne jouissait plus d'une vitalité propre pour bien remplir les fonctions qui lui étaient départies.

Cette malade nous offre encore de la somnolence, du délire, de la diarrhée, de la stupeur, une faiblesse extrême, un ventre affaissé vers les derniers temps, une indifférence complète sur la position des êtres qui habituellement sont l'objet de sa plus tendre sollicitude; enfin des cris plaintifs, des lipothymies, des syncopes, des hémorrhagies sous-cutanées, symptômes tous plus graves les uns que les autres.

2me. OBSERVATION.

Tantot, Nicolas, 36 ans, marié, forte constitution, se plaignit le 17 septembre de brisements de membres, de douleurs de tête, d'anorexie incomplète, de soif nulle, de frissons, la veille, particulièrement après les repas, avec pouls grand et fréquent. (Saignée de 200 grammes, inf. guim. eau de veau, diète).

19. Forte céphalalgie, turgescence de la face, moins de douleurs des membres, pouls plein à 90, peau chaude brûlante, langue collante, pâteuse, sensibilité obtuse de la région épigas-

trique, constipation, dégoût, nausées, soif. La saignée du 17 quoique faible a produit la défaillance. (Demi-lav.)

20. Douleur frontale moins intense, pouls toujours plein développé (il se conserva ainsi jusqu'à la fin), face moins congestionnée, sensibilité obtuse à la pression de la partie moyenne et inférieure du ventre, gargouillement de la fosse iliaque droite et de la région ombilicale, trois déjections de matières stercorales, peau chaude se maintenant brûlante jusqu'au terme fatal; vers le soir accélération du mouvement fébrile qui amène dans la nuit, de l'agitation, des rêvasseries, des hallucinations vagues; air légérement stupéfié, toux rare, persistant jusqu'au dernier moment. La poitrine percuttée, sonore dans toute sa partie antérieure. (2 demi-lav. compresses émollientes sur le ventre, supp. de l'eau de veau, limonade citrique.)

21. État subdélirant, alternant avec la somnolence; 3 à 4 selles bilieuses, muqueuses, légèrement fétides; aridité de la bouche et de la gorge, yeux vifs, injectés, coucher en supination, prostration, stupéfaction plus marquée, sueurs la nuit, intérieur des narines sec, langue rugueuse. (Eau froide sur le front, pédiluves alcalins.)

22. Peau frontale moins chaude, 2 à 3 selles, dents encroûtées, langue fuligineuse, narines tapissées d'une poussière de couleur cendrée. (2 Vés. aux jambes), 5 à 6 taches roses lenticulaires à la base de la poitrine, qui disparaissent 7 à 8 jours plus tard.

23 au 30. Diarrhée jusqu'au 28, le fuligo disparaît et reparaît à différentes reprises. Le malade est occupé d'une idée fixe profonde; dureté de l'ouie, bourdonnements d'oreilles, léger météorisme, quelques sueurs, soif peu sentie, quelque difficulté d'avaler pendant deux jours. Les 28, 29 et 30, frissons. (Inf. de fl. pectorales édulcorée avec sirop de gomme, eau de fontaine prise avec plaisir.)

1er Octobre, une légère rougeur érysipélateuse se manifeste à 3 centimètres au-dessous du vésicatoire de la jambe droite: le malade marmote presque sans interruption, répond aux questions d'une manière confuse, différentes rougeurs apparaissent sur les saillies osseuses: les plaies des vésicatoires ne présentent rien de particulier. (Suppr. des vés. fomentations émollientes sur la rougeur de la jambe.)

2. Soubresauts des tendons, qui se continuent les jours

suivants; la rougeur de la jambe s'étend en largeur et en profondeur.

3. L'érysipèle gagne rapidement la partie inférieure et le pourtour de la jambe, se propage même sur le coude-pied, est très-sensible, la jambe est fléchie sur la cuisse; les rougeurs du sacrum s'excorient, s'ulcèrent.

4. Raideur des membres supérieurs, qui cependant fléchissent par les mouvements qu'on leur imprime; le soir quelques points noirs sur l'érysipèle; constipation. (Eau de sedlitz 2 verres.)

5. Toute la moitié inférieure de la jambe, dans les trois quarts de son pourtour, le coude-pied, sont frappés de gangrène, 5 à 6 déjections involontaires, fétides; difficulté de tirer la langue. qui est humide, aucune parole distincte; des sudamina larges, nombreux, se manifestent autour du cou, à la partie supérieure de la poitrine. Les vésicatoires pansés avec le beurre frais, se cicatrisent quoique avec peine, les plaies de la partie postérieure du tronc gagnent en largeur; le malade est comme une masse inerte; la jambe très-sensible par le toucher est fortement fléchie sur la cuisse. Enfin la respiration devient précipitée; le pouls faiblit 24 heures avant la mort, qui survient dans la nuit du 9 au 10.

Ici la maladie débute par des frissons; surviennent des brisements des membres, une céphalalgie intense, une forte congestion faciale, un pouls grand, fréquent, une peau chaude brûlante, signes qui semblent annoncer une affection franchement inflammatoire que l'effet de la saignée vient démentir. D'ailleurs ce malade se trouvait sous l'influence de l'élément typhoïde, aussi ne tarda-t-il pas à être pris de rêvasseries, d'erreur dans le jugement, de délire, et d'une somnolence qui ne cessa de faire des progrès : puis de stupeur, de prostration ; deux phénomènes adynamiques sur lesquels il ne sera peut-être pas déplacé de nous arrêter un instant.

Nous entendons par prostration, un engourdissement des muscles de relation, engourdissement qui produit l'immobilité, donne au malade l'attitude à mettre ses membres en repos. La prostration a beaucoup de ressemblance avec la fatigue ordinaire, aussi presque toujours est-elle précédée comme chez ce malade, d'un sentiment de brisement des membres, appelé lassitude ou courbature. D'où résulte l'influence qui détermine ce symptôme ? évidemment du cerveau, dont le siége primitif me paraît être la muqueuse stomachale, qui fréquemment dans la maladie qui nous occupe, partage l'altération des plaques elliptiques de Peyer.

Si de la prostration nous passons à la stupeur, nous voyons que ce phénomène consiste dans une apathie des facultées mentales, rendant l'homme indifférent à ce qui l'environne et le tenant dans une sorte de demi-sommeil; sa cause réside encore selon moi dans l'estomac, d'où son influence se propage au cerveau qu'elle modifie d'une manière particulière, l'engorge sans toutefois y produire l'inflammation.

Mais comment se fait-il que souvent dans la fièvre typhoïde, la stupeur cesse tout-à-coup et qu'alors surviennent la somnolence, un état subdélirant, des rêvasseries, des erreurs de jugement, parce que lorsque le cerveau est surexcité, il y a ou trop de veille ou trop de sommeil; si nous voyons un malade passer d'un état à un autre quelquefois tout opposé, nous dirons que l'encéphale est tout simplement diversement modifié. Les mêmes modifications ont été observées pour la prostration; plusieurs de nos malades qui au début étaient immobiles, ont, au bout d'un certain temps, exécuté divers mouvements jusque-là pour ainsi dire impossibles. (Obs. 4ᵉ.) d'où il résulte que ces deux phénomènes se lient et qu'ils reconnaissent pour cause la même influence, si ce n'est que la stupeur porte sur l'intellect, la prostration sur le système locomoteur.

On objectera que dans la dothinentérie où ces symptômes se rencontrent si fréquemment, on trouve quelquefois l'estomac exempt d'altération; la soif, ce sentiment de malaise, d'anxiété, l'anorexie, ce dégoût pour les aliments dont le seul aspect provoque des nausées, et même des vomissements; cette aridité de la bouche, cette langue sèche, ces vomissements alimentaires, bilieux, etc. ; tous ces phénomènes, dis-je, ne témoignent-ils pas que le centre gastrique est affecté douloureusement dans cette affection, et que s'il n'est pas le premier à recevoir l'influence des miasmes délétères, il ne tarde pas à partager les souffrances de l'ileum. Mais revenons à notre malade.

La diarrhée ni fut ni abondante, ni continuelle, le pouls qui se conserva grand jusqu'à la fin, est le seul qui me présenta cette exception : quelques signes de dysphagie eurent lieu, mais de peu de durée : 5 à 6 taches lenticulaires, des soubresauts de tendons, une raideur peu marquée des membres supérieurs, décélaient une atteinte profonde des organes locomoteurs.

Mais à quoi attribuer l'érysipèle gangréneux de la jambe droite? sans doute la maladie en a été la cause occasionnelle ; mais il fallait qu'il existât une cause prédisposante, sans l'admission de laquelle il deviendrait sinon impossible, au moins très-difficile de se rendre compte de cet accident. Probablement si les symptômes n'eussent pas été si formidables chez ce malade, les évacuations ordinaires eussent suffi pour débarrasser les viscères douloureusement affectés. Si quelquefois l'excès du mal est la source du bien, ainsi que je pouvais l'espérer ; il arrive souvent aussi que le mal est la cause du mal ; c'est ce qui est arrivé chez Tantot ; l'accident en faisant explosion sur la jambe, l'a précipité quelques jours plus tôt dans la tombe. Le malade n'ayant été que dans un état subdélirant n'a pu recevoir de violence extérieure, on ne saurait donc attribuer cette gangrène à aucun agent venu du dehors; on ne peut non plus en accuser le vésicatoire, puisqu'elle ne s'est développée qu'en dessous, et que la plaie elle-même s'est trouvée épargnée. La vive sensibilité de la partie enflammée trahissait la profondeur de la lésion, et les frissons qui se manifestèrent trois jours de suite, étaient bien propres à faire soupçonner le développement de quelque affection secondaire.

3me. OBSERVATION.

Havet, Isoré, 40 ans, constitution ordinaire, embonpoint médiocre ; fut pris le 4 octobre de frissons, de dégoût, d'anorexie, de nausées, de douleurs de tête, de soif modérée, et quelques jours après d'un état subdélirant, d'épistaxis assez abondant, vaquant à ses occupations intérieures jusqu'au 10, jour de ma première visite.

Céphalalgie, état subdélirant, langue pointillée, rouge, soif, sensibilité à la région épigastrique, douleur obtuse à la pression dans la cavité abdominale; pouls serré, un peu fréquent à 85;

inappétence complète, courbature, température de la peau légèrement augmentée, moiteur. (Saignée de 300 grammes, macération de guimauve.)

11. Diminution de la douleur du front : les brisements des membres ont disparu, pouls moins serré, constipation (8 sangs. à l'épigastre, eau gommeuse, catapl. sur l'estomac, demi-lav. émoll.)

12, 13. Les piqûres des sangsues ont peu saigné ; disparition de la sensibilité épigastrique, état subdélirant vers le soir où le pouls s'accélère ; vomissements de mucosité et de bile, langue perdant de sa rougeur et se couvrant d'un enduit muqueux, jaunâtre, sommeil presque nul.

14, 15, 16. Légère moiteur, insomnie, deux selles provoquées par les lavements.

17. Soif modérée, pouls lent, petit, excepté le soir ; hoquet d'une durée de 2 heures ; gargouillement dans la fosse iliaque droite ; 2 à 3 déjections assez abondantes ; langue large, humide ; peau dans l'état normal. (Potion camphrée.)

18, 20. Soif plus prononcée, langue légèrement sèche, hoquet presque continuel, pouls normal, moiteur de la peau la nuit, quelques points pultacés crémeux recouvrent les bords de la langue et l'intérieur des joues ; disparition du délire ; hallucinations vagues. Gargouillement, quelques selles provoquées par les lavements ; 4 à 5 taches lenticulaires sur les parois de la poitrine. (Potion camphrée, miel rosat, demi-lav. eau de fontaine, inf. pec.)

23. Les points pultacés crémeux se multiplient, le hoquet persiste.

24. Cessation du hoquet, taches lenticulaires, pâles, diminution des points crémeux ; veilles prolongées.

26. Le pouls prend un peu de fréquence et de plénitude, les points pultacés ont presque disparu : faiblesse peu considérable, quelques déjections mêlées de stries sanguinolentes. (Limonade citrique.)

27. Hémorrhagie anale, d'environ 5 hectogrammes.

28. Pouls petit, dépressible, les points crémeux reparaissent.

29 Octobre au 6 novembre, les points pultacés crémeux sont tellement multipliés que bientôt ils forment de larges plaques, qui se réunissent, se confondent, envahissent la la langue, les gencives, les joues, l'arrière-bouche et proba-

blement une grande étendue du tube digestif : cette couche pultacée, accumulée au pourtour des amygdales, détermine des efforts continuels pour favoriser son expulsion. Le malade se tient la tête, la poitrine élevée, éprouve le 30 une faiblesse d'environ deux heures, se maintient presque sans variation jusqu'à la mort, qui arrive le 7 à 7 heures du matin.

Chez Isoré, la maladie a débuté par les frissons, le dégoût, la céphalalgie, bientôt ont apparu l'épistaxis, un état subdélirant, le hoquet, survenu le 17 ; l'exsudation pultacée, confluente des derniers jours de la maladie, auraient pu éloigner l'idée d'une fièvre tiphoïde, si l'exanthême et l'hémorrhagie anale n'étaient venus témoigner que ces deux symptômes n'étaient qu'une coïncidence. Chez ce malade, ni stupeur, ni somnolence, ni prostration ; insomnie presque continuelle, ce qui prouve qu'ici le cerveau s'est trouvé diversement modifié que dans l'observation précédente : pas de fuligo. A quoi attribuer cette perte de sang, si ce n'est à l'érosion de quelques vaisseaux parcourant les plaques elliptiques de Peyer ulcérées ? La lipothymie arrivée le 30 n'indiquait-elle pas que le cerveau ne se trouvait plus suffisamment stimulé par l'arrivée d'une quantité de sang nécessaire, pour continuer ses relations avec les objets extérieurs.

4me. OBSERVATION.

Thierry, Henriette, 26 ans, mariée, 2 enfants, chairs molles, taille élevée, nourrice depuis le 8 juin, époque de son accouchement : se plaignit vers les derniers jours de juillet, de douleurs de tête, d'un malaise indéfinissable, d'anorexie incomplète, de frissons aux approches de la nuit, de douleurs lombaires. (Régime végétal, eau vinée).

10 Août, les frissons se répètent plus violents et de plus longue durée, à la suite desquels se manifeste un sentiment de constriction de la région précordiale, d'étouffement de toute la partie antérieure de la poitrine, soif nulle, langue humide, peu d'appétit, pouls lent, ventre non douloureux, légèrement affaissé. (Sulfate de kinine).

14. Frissons moins marqués, diminution de la constriction épigastrique, et du resserrement de la poitrine, sécrétion des mamelles peu abondante.

Je ne revis cette malade que le 30, elle exprimait le découragement (un pressentiment sinistre la poursuivait), conservait un peu d'appétit, était faible, se plaignait toujours de malaise, d'anxiété, de pesanteur de la poitrine, avec difficulté de respirer ; le soir, de frissons plus ou moins violents, de bourdonnements, de sifflements, de quelques douleurs vagues des membres, d'un peu de diarrhée, n'accusant aucune souffrance du ventre qui était même insensible à la pression, état qui se prolongea sans variation jusqu'au 15 septembre, qu'elle s'alita.

15 Septembre, faiblesse très-grande, douleur frontale, coucher en supination ; 6 à 8 selles sans coliques, muqueuses, jaunâtres ; air stupéfié, sifflements, tintements, bourdonnements considérables, qui persistèrent jusqu'au 1er novembre, agitation la nuit, dureté de l'ouie, douleur épigastrique, langue rosée ainsi que les gencives, soif, un peu de météorisme, gargouillement dans le flanc droit, pouls faible, accéléré le soir, peau moite, toux. (Déc. blanche, inf. de viol. demi-lav.)

18. Léger délire, pétéchies à la partie supérieure de la poitrine, autour du cou, surdité, fuligo de la langue, des dents ; saleté des narines. (Vés. aux jambes, derrière les oreilles.)

19 au 25. Toux plus fréquente, respiration accélérée, rougeur des pommettes, sueurs copieuses, pouls développé le soir, prostration, indifférence sur sa position ; quelques vomissements, gargouillement, déjections involontaires, fétides, brunes, somnolence.

27. Disparition des pétéchies, sensibilité obtuse du creux stomachal.

1er Octobre, cessation de la diarrhée. Le 3, légère rougeur érysipélateuse à la jambe gauche. (Supp. des vés.)

5. L'érysipèle gagne la jambe droite, et le 6 le front, la tempe, la joue droite et le nez ; fièvre, sueurs, urines involontaires, sensibilité des saillies osseuses.

11. L'érysipèle a disparu ; la toux perd de sa fréquence, la respiration devient plus facile, la rougeur des pommettes est tombée, le pouls se rapproche de l'état normal, la rougeur des saillies osseuses s'excorie.

15. Peu de somnolence, stupeur.

16 au 1er Novembre, disparition du fuligo, toux rare, quelques déjections rendues involontairement ainsi que les urines dont l'odeur est forte : ouie moins dure ; les ulcérations de la partie postérieure du tronc gagnent en largeur, faiblesse moins grande, stupéfaction moins sensible, peau sale, terreuse, furfuracée, sèche ; matières fécales dures, très-bien moulées, rendues par l'administration de l'eau de sedlitz ; châssie des paupières.

2 Novembre, on essaie à différentes reprises, des potages, de l'eau rougie, de veau ; une légère inf. de kina, qui toujours amènent la rougeur de la langue et un mouvement fébrile plus prononcé. De tous les symptômes décrits, la somnolence reparaît, les plaies de la peau du sacrum, des os des îles, sont très-sensibles, enfin le marasme est extrême et la mort vient terminer le 18 cette longue maladie.

Cette observation nous dévoile une fièvre typhoïde sous forme latente ; 45 jours ont à peine suffi pour bien dessiner les phénomènes caractéristiques de cette affection. Les frissons, cette constriction spasmodique du thorax et de la région précordiale, prenant un caractère intermittent bien tranché, étaient de nature à faire recourir au sulfate de kinine, son insuccès est venu signaler l'erreur de ce diagnostic, il a fallu rechercher la cause de la nature des symptômes qui n'avaient cédé ni aux fébrifuges, ni à un régime végétal et encore moins à une alimentation substantielle ; tant il est vrai que la nature des douleurs viscérales est d'être souvent très-confuses, qu'elles s'obscurcissent les unes les autres, et qu'elles changent facilement de caractère. Quoi qu'il en soit, ces recherches ne se firent pas long-temps attendre : la diarrhée, la stupéfaction, les bourdonnements, la prostration, une céphalalgie plus intense, etc., levèrent tous les doutes.

DES SYMPTOMES OBSERVÉS.

Les personnes atteintes par l'épidémie de dothinentérie de Montiers, étaient de tout âge, de tout sexe, à quelques exceptions : elles jouissaient d'une bonne santé, d'une constitution plutôt faible, d'un embonpoint médiocre ; elles se sont trouvées au début dans des circonstances à peu près identiques. La maladie débutait sans violence, ordinairement par des frissons, l'anorexie, une soif modérée, quelques douleurs de ventre, presque toujours de la céphalalgie, et chez dix sujets des déjections à peine sanguinolentes se joignirent à ces symptômes. La chaleur succédait aux frissons, particulièrement vers le soir. Ces phénomènes prenaient bientôt un caractère plus intense ; d'autres symptômes se développaient, et la maladie prenait la physionomie propre à l'épidémie.

La langue fut sèche, rugueuse, fendillée, rarement brunâtre, chez 8 sujets : dans les autres cas elles s'offrit plus ou moins rouge, jaunâtre, sale ou se rapprochant de l'état normal ; dans une circonstance elle se couvrit d'une exsudation blanchâtre pultacée ainsi que les joues, l'arrière-bouche, etc., d'où l'on est porté à conclure que les sécrétions étaient profondément altérées chez ce malade. Les douleurs de l'épigastre furent vives dans un seul cas, modérées chez le plus grand nombre. Les nausées eurent lieu chez presque tous les malades, et au début. Les vomissements chez quelques individus, au commencement et dans le cours de l'affection ; ils cessèrent vers la fin, excepté chez Loisel où ils furent continuels les derniers jours. Des sept sujets qui succombèrent, trois furent pris de diarrhée dès le début ; chez Tantôt, ce phénomène ne se déclara que tard. Isoré n'éprouva que médiocrement des déjections alvines. Marty fut constamment constipé. Les matières fécales fétides, rendues involontairement chez les sujets gravement affectés, prirent de la consistance chez Henriette à une époque assez reculée du début ; ce qui porterait à penser que cette malade n'aura succombé qu'à une affection secondaire. Des 49 sujets qui éprouvèrent le fléau de l'épidémie, 23 n'eurent pas d'évacuations inférieures; les douleurs abdominales vives chez un sujet (5me obs.) plus ou moins manifestes chez quelques uns, nulles dans d'autres cas, ne ressortissaient le plus souvent que par la pression. Le météorisme marqué dans trois circonstances, peu développé chez les sujets atteints de diarrhée, se développa à des époques variées, se prolongea 8 à 10 jours, quelquefois 15 à 18. Quant aux personnes constipées, ce signe décéla sa présence chez quelques unes d'entr'elles. La région de la rate ne fut pas explorée.

La céphalalgie eut lieu chez presque tous les sujets indistinctement, que la maladie parût grave ou non; ce symptôme cessait ou diminuait notablement après quelques jours, elle persista au moins dix jours dans un cas, (Havet Henri) fut intense dans un autre (5me obs.) ne put être constaté chez un troisième (Loisel). Le délire fut bruyant chez 2 sujets (6me et 7me obs.), porta sur une idée fixe chez un autre (2me obs.), nul dans les cas qui parurent légers; la somnolence frappa 20 personnes, plus ou moins manifeste, débuta, terme moyen, du huitième au douzième jour; elle se prolongea 20 jours chez un sujet (7me obs.), 15 chez un autre (2me obs.), chez Henriette elle disparut quelque temps pour reparaître jusqu'au terme fatal. Les soubresauts de tendons, la dysphagie eurent lieu dans un cas (2me obs.), le hoquet dans un autre, commencé le 13me jour, terminé le 20me; c'est-à-dire 14 jours avant la mort (3me obs.)

L'épistaxis ne s'est présentée que chez trois individus au début (femme Levasseur, Gantelet, Joseph, 3me obs.), médiocre chez le malade de la 3me obs., plus abondante chez la 1re, plus considérable encore et répétée plusieurs jours de suite chez le 2me, celui-ci y étant habituellement exposé, ne s'est pas renouvelée dans le cours de la maladie. Les sifflements, les tintements, les bourdonnements, furent considérables chez Henriette, ainsi que la surdité : la dureté de l'ouie eut lieu et dura au moins 20 jours chez un sujet (7me obs.), moins marquée chez 8 autres, légère ou non notée chez le plus grand nombre. Le pouls fort plein, fréquent jusqu'à la veille de la mort (2me obs.), présenta en général beaucoup de variation, mais toujours avec accélération vers le soir. La chaleur fut presque constamment élevée les premiers jours, ne persista durant le cours de la maladie que chez 8 sujets. Les sueurs assez générales furent souvent bornées au front, à la poitrine; quelques personnes offrirent une peau sèche. Presque tous les malades éprouvèrent une toux qui ne fut ni fatigante, ni incommode excepté dans un cas (4ᵐᵉ obs.)

Les taches roses, lenticulaires, peu nombreuses (2ᵐᵉ, 3ᵐᵉ, 7ᵐᵉ obs.), ne furent pas aperçues dans beaucoup de cas, et recherchées dans d'autres. Les pétéchies manifestes chez une malade (4ᵐᵉ obs.), furent probables chez la femme Damiens, ses enfants Pierre et Louise; l'énorme quantité de morsures de puces empêchant de les distinguer. Les sudamina observés dans la 2ᵐᵉ obs. L'érysipèle dans les 2ᵐᵉ et 4ᵐᵉ. L'exploration de la région de la rate négligée.

Des 7 sujets qui succombèrent (je fais abstraction de 2 malades que je n'ai pas vus) un seul s'alita le 1ᵉʳ jour (femme Pierre Dannes), un le 2ᵐᵉ (1ʳᵉ obs.), un le 48ᵐᵉ, deux le 3ᵐᵉ, et deux du 4ᵐᵉ au 6ᵐᵉ. Chez les autres la plupart se couchèrent le 1ᵉʳ jour : quelques uns du 2ᵐᵉ au 5ᵐᵉ, un le 12ᵐᵉ (Castellans Claude), trois ne s'alitèrent pas (Havet Henri, Blesson Aimée, Pouillet Nicolas). La faiblesse fut en général très-grande et de longue durée, même chez les individus dont l'affection fut ou parut légère : ainsi Nicolas Pouillet fut plus de 20 jours sans pouvoir se livrer à ses travaux. Paul Lacaille, après une maladie de 37 jours en apparence peu grave, ne pouvait travailler qu'à peine 2 mois après, etc. Parmi les symptômes nous devons encore signaler la chassie des paupières (1ʳᵉ, 4ᵐᵉ obs.). Les lypothimies, les syncopes, arrivées dans deux cas (1ʳᵉ, 3ᵐᵉ obs.) une parotide (5ᵐᵉ obs.) à une époque très-rapprochée de la convalescence.

TABLEAU GÉNÉRAL.

N°. d'ordre.	NOMS	PRÉNOMS.	AGE.	DATES de l'Invásion.	DATES de la Terminaison.	AFFECTION.	ISSUE.	OBSERVATIONS.
1	Castellans.	Eugène.	17	3 Juin.	19 Juin.	Grave.	Heureuse.	
2	Femme Bricart.	Henri.	36	17 Juillet.	5 Septembre.	Id.	Id.	
3	Femme Dannes.	Pierre.	56	Id.	5 Août.	Id.	Id.	
4	Lacaille.	Paul.	48	26 Id.	2 Septembre.	Légère.	Id.	
5	Sa femme.	Desjardins.	46	Id.	27 Août.	Id.	Id.	
6	Thierry.	Henriette.	26	Id.	18 Novembre.	Grave.	Funeste.	
7	Roussel.	François.	47	Id.	9 Août.	Légère.	Heureuse.	
8	Herlant.	Julien.	38	31 Id.	3 Id.	Id.	Id.	
9	Pouillet.	Nicolas.	25	1er Août	20 Id.	Id.	Id.	
10	Bricart.	Henri.	12	6 Id.	4 Septembre.	Id.	Id.	
11	Femme Tantot.	Nicolas.	36	7 Id.	31 Août.	Id.	Id.	
12	Femme Castellans.	Antoine.	50	10 Id.	16 Id.	Grave.	Funeste.	N'a pas été traitée par moi.
13	Castellans.	Son fils cadet.	14			Id.	Id.	N'a reçu aucun soin.
14	Marty.	Joseph.	49	1er Id.	30 Septembre.	Id.	Id.	
15	Bricart.	Henri.	35	12 Id.	18 Août.	Légère.	Heureuse.	
16	Dannes.	François.	50	23 Id.	29 Septembre.	Grave.	Id.	
17	Damiens.	Louise.	14	24 Id.	8 Octobre.	Id.	Id.	
18	Damiens.	Stéphanie.	4	31 Id.	30 Septembre.	Id.	Id.	
19	Dutilloi (Victoire).	Femme El. Damiens.	36	5 Septembre.	9 Octobre.	Id.	Funeste.	
20	Merlette.		19	6 Id.	16 Septembre.	Légère.	Heureuse.	
21	Damiens.	Augustine.	12	11 Id.	8 Octobre.	Grave.	Id.	
22	Damiens.	Nésime.	2	Id.	1er Id.	Id.	Id.	
23	Damiens.	Pierre.	17	1er Id.	25 Id.	Id.	Id.	
24	Damiens.	Zoé.	6	2 Octobre	20 Id.	Id.	Id.	
25	Bricart.	Adolphine.	5	20 Août.	4 Septembre.	Id.	Id.	

SUITE DU TABLEAU GÉNÉRAL.

N°. d'ordre.	NOMS	PRÉNOMS.	AGE.	DATES		AFFECTION.	ISSUE.	OBSERVATIONS.
				de l'Invasion.	de la Terminaison			
26	Femme Dannes.	Pierre.	56	13 Septembre.	27 Septembre.	Grave.	Funeste.	Rechûte.
27	Tantot.	Nicolas.	36	17 Id.	10 Octobre.	Id.	Id.	
28	Femme Pautre.	Gabriel.	30	23 Id.	18 Id.	Id.	Heureuse.	
29	Blesson.	Aimée.	34	Id.	30 Septembre.	Légère.	Id.	
30	Femme Castellans.	Claude.	43	25 Id.	23 Octobre.	Grave.	Id.	
31	Bouchinet.	Julie.	14	26 Id.	6 Id.	Légère.	Id.	
32	Loisel.		12	Id.			Id.	
33	Bouchinet.	Antoine.	46	27 Id.	27 Id.	Grave.	Id.	
34	Lerminier.	Félix.	44	28 Id.	15 Id.	Légère.	Id.	
35	Femme Levasseur.	Armand.	35	2 Octobre.	28 Id.	Grave.	Id.	
36	Castellans.	Frédéric.	11	7 Id.	18 Id.	Légère.	Id.	
37	Havet.	Isoré.	40	4 Id.	7 Novembre.	Grave.	Funeste.	
38	Havet.	Henri.	26	11 Id.	25 Id.	Légère.	Heureuse.	
39	Castellans.	Claude.	53	Id.	1er Id.	Grave.	Id.	
40	Loisel.	Léopold.	4	Id.	18 Octobre.	Id.	Funeste.	
41	Harissart.	Honoré.	26	Id.	20 Id.	Légère.	Heureuse.	
42	Roussel.	Louise.	17	13 Id.	26 Id.	Id.	Id.	
43	Debeaupuis.	Victoire.	50	15 Id.	25 Id.	Id.	Id.	
44	Femme Harissart.	Isidore.	56	Id.	22 Id.	Id.	Id.	
45	Dutilloi.	Joseph.	12	16 Id.	1er Novembre.	Grave.	Id.	
46	Femme Lacaille.	Paul.	46	25 Id.	15 Id.	Légère.	Id.	Rechûte.
47	Decugnère.	Julie.	53	26 Id.	16 Id.	Grave.	Id.	
48	Dannes.	Louis.	26	28 Id.	10 Id.	Légère.	Id.	
49	Gantelet.	Joseph.	17	7 Septembre.	25 Id.	Id.	Id.	

D'après ce Tableau, on voit que la durée moyenne de la maladie a été de 23 jours,
Que les sujets affectés avaient, terme moyen, 30 ans,
Ceux qui succombèrent . . . . 35 id.

Parmi le sexe, on compte 24 femmes dont deux rechûtes, ce qui les réduit à 19; de 47, reste 28 hommes.

13 seulement jouissaient d'une assez forte constitution, ce qui ne fait qu'un peu plus du quart; proportion bien faible, s'il était prouvé que la fièvre typhoïde n'attaque que les sujets fortement constitués.

La mauvaise nourriture a-t-elle eu une influence pernicieuse sur la propagation de l'épidémie? On serait porté à le croire, si tous les individus atteints s'étaient trouvés dans des circonstances parfaitement identiques; c'est-à-dire s'ils avaient été privés des choses les plus nécessaires. Il s'en est rencontré peut-être dans le besoin, mais on peut dire aussi que la moitié au moins jouissait d'une certaine aisance. Si les personnes riches n'ont pas été frappées par l'épidémie, on sait qu'ailleurs cette condition n'est pas rigoureuse, et sans nier qu'une alimentation grossière est propre à développer une gastro-entérite grave, toujours est-il que cette même cause est également favorable à faire naître tout autre maladie, et qu'on ne saurait par conséquent donner aux privations une importance trop absolue.

5me. OBSERVATION.

Dannes Lucine, femme Bricart Henri, 36 ans, 4 enfants, embonpoint médiocre, éprouva le 17 juillet, des maux de tête, quelques éblouissements, des brisements de membres précédés de frissons, qui se renouvelèrent quelques jours de suite.

19. Céphalalgie intense, turgescence de la face, peau chaude, pouls plein, développé, inappétence complète, langue rouge ainsi que les gencives, ventre peu douloureux, courbature (saignée de 400 gr., inf. de fl. mauve).

21. Céphalalgie diminuée, constipation, sensibilité du creux stomachal et de quelques autres points du ventre. (Eau froide sur le front, émollients sur le ventre, lavement de même nature).

23. Soif plus vive, douleur frontale prenant plus d'intensité, langue d'un rouge vif, peau brûlante, toux, pouls à plus de 100, douleurs dans le flanc droit, la région ombilicale.

24. Délire le soir se prolongeant la nuit.

25. Vives douleurs du ventre, avec sentiment de constriction de la région précordiale et des parois thoraciques, cris plaintifs; vers le soir, défaillance de 20 minutes : puis fréquence du pouls, délire, agitation.

26. Quelques selles en partie provoquées par les lavements (vés. aux jambes).

Les violentes douleurs de l'estomac et du ventre, tantôt plus fortes à droite, tantôt plus manifestes à gauche, que l'on faisait ressortir encore par la pression, persistèrent jusque vers le 10 août; dans cet intervalle la malade offrit les phénomènes suivants :

Alternatives de diarrhée et de constipation, avec coliques plus ou moins violentes, tension des parois abdominales, chaleur brûlante de ces mêmes parties, pouls fréquent, serré, langue rouge parfois recouverte d'un enduit rugueux, sec, fendillé, sueurs partielles, particulièrement de la tête, du cou, de la poitrine; la nuit, état subdélirant, cris plaintifs, constriction de l'épigastre, avec sensation d'étouffement; douleur frontale, soif, faiblesse, dureté de l'ouie, bourdonnements; regard fixe, yeux vifs, face congestionnée, parfois somnolence. (Supp. des vés.)

Du 11 au 25 Août. Rougeur de la partie postérieure et inférieure du tronc, excoriation de ces mêmes parties; air stupéfié, assoupissement, soif moins sentie, ventre moins tendu, constipation, urines d'une odeur pénétrante rendues involontairement, langue peu fuligineuse ainsi que les dents, disparition de la constriction épigastrique, coucher dorsal, prostration, peau sèche, pouls petit, avec mouvement fébrile le soir, transpiration cutanée pendant quelques heures de la nuit, plus de délire. (Limonade citrique, eau de fontaine, demi-lav., compresses sur le ventre.)

26. Inflammation de l'angle de la machoire gauche.

A partir de ce jour tous les symptômes perdent peu à peu de leur gravité : la parotide continue sa marche, suppure, se cicatrise vers le 20 septembre, enfin la convalescence est bien établie le 5.

Chez cette malade l'affection débute par une céphalalgie intense, qui persiste fort longtemps, ne disparaît que pour être remplacée par le délire, auquel succède encore la douleur frontale, la chaleur de la peau, le pouls fréquent et serré, la face rouge, ainsi que la langue ; les douleurs intenses du ventre, cette constriction épigastrique, pouvaient fort bien faire supposer une affection franchement phlégmasique de la muqueuse de l'estomac et des intestins grêles : mais la stupéfaction survenue fort tard, la somnolence, un léger fuligo de la langue, une grande faiblesse, la rougeur, l'excoriation de la peau des saillies osseuses, un peu de diarrhée, et surtout l'apparition de ces phénomènes au milieu d'une atmosphère typhoïde, devaient me rendre circonspect dans l'emploi des émissions sanguines, j'ai préféré recourir à l'application de 2 vésicatoires à la partie interne des jambes, comme devant entraîner moins d'inconvénients : ce moyen était-il rationnel ?

Trois fois nous employâmes les vésicatoires aux jambes ; un mouvement fébrile plus prononcé sans aucune amélioration des symptômes, fut la conséquence de cette médication. Les faits recueillis par un grand nombre d'observateurs viennent confirmer cette opinion, que presque toujours on n'obtient que des effets désavantageux de l'emploi des révulsifs vésicants ou rubéfiants, dans le traitement des maladies abdominales, graves en général. Aussi m'en suis-je toujours montré très-réservé. L'irritation artificielle déterminée par ces moyens, ne peut presque jamais être assez puissante pour enlever l'inflammation, qui certes, dans la maladie qui nous occupe, est trop intense, et dont les sympathies sont trop nombreuses et trop actives, pour que celle-ci ne tourne pas toute entière au profit des viscères primitivement irrités. Tout au plus les révulsifs pourraient-ils devenir innocents, après la chûte du mouvement fébrile, et puis tout ne porte-t-il pas à croire qu'alors même le malade guérirait tout aussi bien sans ce secours. S'il arrive que les dérivatifs sont quelquefois suivis de succès, ne doit-on pas en faire honneur à la nature qui a triomphé de la maladie et des remèdes ? Toujours est-il que leur application expose souvent les malades aux chances les plus défavorables. J'en dirai autant des réfrigérants, auxquels j'eus recours dans cette observation, qui ne diminuèrent que fort peu la céphalalgie. Du reste, dès qu'on cesse leur emploi ou que les compresses s'échauffent, il s'opère une réaction toujours nuisible.

6ᵐᵉ. OBSERVATION.

Dutilloi, Joseph, 12 ans, faible constitution, se plaignit le 16 octobre de faiblesse, de dégoût, de froid, de douleurs de tête, etc. Le 18 il présentait les phénomènes suivants :

Céphalalgie, coloration de la face, pouls plein à 90, langue rouge sur les bords, jaunâtre au milieu, soif, constipation, anorexie, sueurs, douleurs épigastriques et dans une assez grande étendue de l'abdomen. (Demi-lav., émollients sur le ventre, inf. de guim. et de réglisse).

20. Nuit agitée par un délire bruyant cessant le matin, alors remplacé par une douleur frontale, fuliginosité de la langue, encroûtement des dents, gargouillement dans la fosse iliaque droite, sueurs la nuit, ventre légèrement météorisé. (Tartre stibié 5 centig., eau de fontaine).

21. Le tartre stibié a procuré des évacuations abondantes supérieures et inférieures. Du reste même état. (Eau de Sedlitz jusques à effet purgatif).

22. 4 à 5 déjections alvines, diminution de la céphalalgie, état subdélirant, peau moite, bourdonnements, dureté de l'ouie.

24. Disparition du délire et de la douleur frontale, diminution de la sensibilité du ventre. (On continue l'eau de Sedlitz jusqu'au 25).

A compter de ce jour la maladie perd rapidement de sa gravité, et la convalescence put s'établir le 1ᵉʳ novembre.

Chez Joseph Dutilloi, nous fîmes usage des évacuants suivant la méthode du docteur Delarroque, méthode déjà essayée par M. Louis, à l'hôpital de La Pitié, en 1835.

Chez Tantôt et Henriette (2ᵐᵉ, 4ᵐᵉ obs.) où l'eau de Sedlitz fut administrée à différentes reprises, les symptômes ne s'en trouvèrent pas sensiblement modifiés. Dans la 7ᵐᵉ obs., après 4 à 5 jours de son emploi, j'en suspendis l'usage ; peut-être qu'en persistant aurais-je obtenu un résultat favorable. Dominé par des déjections déjà abondantes, je craignis que des superpurgations excessives déterminassent un trop grand affaissement qui aurait pu compromettre son existence ; ce fut le même motif qui fit que je m'abtins des laxatifs. Chez le sujet de la 1ʳᵉ obs. où j'avais affaire à une personne débile, affaiblie encore par un flux diarrhéique abondant des premiers jours, il est probable, je pense, qu'ici les évacuants auraient précipité le terme fatal. Chez Isoré il ne m'a pas été permis d'y recourir, et puis aurais-je réussi? Chez dix autres individus plus ou moins gravement affectés, les minoratifs furent employés avec des résultats assez avantageux ; mais toutes les fois que la dothinentérie passait à l'adynamie et à plus forte raison à l'ataxie, comme dans le sujet de la 2me obs., ces moyens ne jouissaient que d'une efficacité sinon nuisible, au moins médiocre ou nulle.

Les évacuants supérieurs ne furent prescrits que dans cette observation et chez Louis Dannes.

7me. OBSERVATION.

Damiens, Pierre, 17 ans, d'une force moyenne, domestique, vint voir ses parents malades vers la fin d'août. Quelques jours après il fut pris de pesanteur de tête insupportable, avec propension irrésistible au sommeil, et malgré la saignée qui lui fut faite, son état s'aggrava au point d'être forcé de s'aliter. Ramené sous le toit paternel le 15 septembre, il me présenta les symptômes suivants :

Bouche aride, fuligo de la langue, des dents, prononciation difficile, embarrassée, dureté de l'ouie, bourdonnements, regard étonné, coucher en supination; lorsqu'on le lève, il retombe de son propre poids comme une masse inerte; délire, sensibilité à la pression de toute l'étendue de la cavité abdominale, moins manifeste à l'épigastre, diarrhée, état d'ivresse, soif peu sentie, chaleur âcre de la peau, pouls fréquent, le soir le délire devient bruyant, sueurs.

19. Déjections involontaires, fétides; quelques taches roses lenticulaires sur la partie inférieure de la poitrine et supérieure du ventre, toux à peine sensible, léger météorisme. (Eau de Sedlitz, de fontaine, 2 demi-lav.)

21. Météorisme plus marqué.

25. Disparition des taches lenticulaires.

27. Évacuations inférieures très-fétides et très-fréquentes rendues involontairement, ainsi que les urines dont l'odeur est forte; la langue sort à peine de la bouche; la prononciation

est très-difficile, a besoin d'une secousse un peu forte pour répondre aux questions, fait une grimace lorsqu'on lui palpe le ventre qui est toujours tendu, dit avec peine qu'il n'y éprouve aucune douleur; s'il a soif, il n'en sait rien; s'il souffre, il répond négativement; si le délire cesse alors, assoupissement et *vice versâ*, ou bien encore stupéfaction; la poitrine percuttée résonne dans toute sa partie antérieure, du râle sybilant s'y fait entendre; continuation de la transpiration et des autres symptômes précédemment décrits, jusque vers le 18 octobre.

19. La diarrhée cesse ainsi que les sueurs; les phénomènes graves perdent insensiblement de leur intensité; le malade demande du vin, des aliments; enfin la convalescence s'établit le 25.

La première fois que je vis ce malade, je portai un pronostic fâcheux; il est le seul où je remarquai la stupéfaction portée à un si haut degré; aussi de l'intensité des symptômes qu'il présenta, la convalescence fut-elle longue et très-pénible. Le 24 décembre, il se plaignait encore de douleurs des membres inférieurs, sa seule boisson fut l'eau pure, l'eau de fontaine.

La saignée générale ne fut pratiquée que dans 14 cas, toujours au début seulement, en vue de modérer le mouvement fébrile et l'appel d'un afflux trop considérable de sang vers la tête; elle fut renouvelée deux fois chez 2 sujets, et jamais dans l'espoir d'enrayer la maladie, m'en abstenant dans la période de stupeur, persuadé qu'agissant différemment aurait été précipiter le terme fatal. C'est à l'eau de fontaine que nous eûmes plus fréquemment recours, parce que c'était la boisson la mieux supportée et la plus agréable. Sous l'influence de cette seule médication, nous parvenions presque toujours à faire disparaître le fuligo, la stupeur, etc., surtout lorsque les malades buvaient souvent et en très-petite quantité à la fois. A ce moyen nous joignîmes avec avantage le lavage de la bouche avec ce même liquide.

Les boissons émollientes acidulées, la limonade citrique, étaient supportées lorsque la soif était modérée; devenait-elle vive, elles occasionnaient des nausées, du malaise, de la répugnance, un sentiment de pesanteur de la région précordiale que l'eau de fontaine faisait disparaître.

Les cataplasmes émollients, les fomentations de même nature, les demi-lavements de mauve, de son, de graine de lin, quelquefois laudanisés, furent prescrits concurremment avec ces différentes boissons.

Peut-être aurions-nous fait usage de bains, si l'emploi de ce moyen nous eût paru facilement praticable.

Tel est le traitement que nous employâmes le plus fréquemment et que conseillent un grand nombre d'observateurs, qui après une infinité de tentatives plus ou moins infructueuses, se sont arrêtés à celui-ci comme susceptible de moins d'inconvénients, traitement auquel on ajoute encore l'eau de Seltz et quelques médicaments pris également dans la classe des antiphlogistiques, convaincus qu'on ne peut juguler un exanthème intestinal bien caractérisé, qu'en violentant la nature par des remèdes héroïques, on s'expose souvent à porter une perturbation extraordinaire dans l'économie qui, loin de soulager, aggrave la position déjà si déplorable des malheureux typhoïdes.

ÉPIDÉMIE D'ENTÉRO-COLITE

(DYSENTÉRIE)

Qui a régné à Laneuville-Roy, en 1843.

MON CHER CONFRÈRE,

Je ne me proposais, par cet appendice, que de vous faire connaître brièvement la nature intime de l'épidémie qui a existé dans ma commune. J'étais loin alors de prévoir que je serais entraîné à défendre ma considération de l'imputation d'homme inexpérimenté, que me lancerait le médecin des épidémies. Devant suivre pas à pas mon honorable adversaire sur le terrain qu'il lui a plu de choisir, je ne puis être aussi court que je l'aurais désiré. Par le détail dans lequel je vais entrer, les hommes de l'art, même les personnes étrangères à la médecine, deviendront facilement arbitres de la discussion.

Commençons par relater ce qui s'est passé :

En date du . . . . M. le Sous-Préfet mande à M. le Maire qu'il existe un grand nombre de malades en cette commune, affectés, dit-on, de fièvre typhoïde. Je réponds à ce dernier magistrat qu'en effet il règne une maladie qui paraît épidémique, mais que jusques à présent je n'ai observé aucun symptôme de la dothinentérie. Le 14 novembre, M. Baudon se transporte à Laneuville, voit deux malades alors les seuls atteints, ne dit mot sur le caractère de leurs maladies, et le 21, M. de Plancy informe M. Guizelin qu'il a induit l'administration en erreur, que la fièvre typhoïde existe dans sa commune, que le fait est attesté aujourd'hui par le médecin des épidémies, qui est allé dernièrement sur les lieux.

Abordons les phénomènes présentés par la généralité de nos malades, peut-être serons-nous assez heureux pour en faire jaillir la lumière.

La maladie débutait brusquement par des coliques plus ou moins violentes, immédiatement suivies de déjections stercorales, bientôt bilieuses, muqueuses, glaireuses, filantes, adhérentes au vase, mêlées les premiers jours de stries sanguinolentes, quelquefois de petits caillots de sang et souvent comparables à de la raclure d'intestin ; chez quelques sujets elles étaient séreuses, particulièrement chez les enfants, d'une fétidité plus ou moins repoussante, suivant la gravité de l'affection, et d'une fréquence extraordinaire ; 30, 60, 100 et même 200 selles en 24 heures, avec ténesme, celles-ci diminuaient progressivement, en sorte qu'en quelques jours elles se trouvaient réduites à 15 ou 25. Dans les cas graves où elles existaient toujours très-nombreuses, comme dans le sujet de la 3me obs., on en comptait encore de 20 à 30. Quinze jours après le début, quelquefois l'ouverture anale restait béante et les évacuations alors étaient rendues involontairement. L'immobilité était commandée, pour peu qu'on se donnât de mouvement, vite il fallait courir. A peu d'exceptions près, la diarrhée se prolongeait jusqu'à une époque assez avancée de la convalescence, le ventre se montrait sensible au début, avec sentiment de pesanteur autour de l'ombilic et sur le trajet du colon ; les coliques ne tardaient guère à perdre de leur violence et à devenir à peine sensibles. Du gargouillement se faisait entendre dans toute l'étendue du ventre à partir de 4 à 5 centimètres au-dessus de l'ombilic, et fur et à mesure que les selles baissaient, ce bruit n'était plus distinct que dans la fosse iliaque droite.

Le pouls généralement peu élevé, faiblissait en raison de la fréquence des évacuations. La chaleur de la peau plutôt au-dessous qu'au dessus de l'état normal, des sueurs peu copieuses en général eurent lieu chez un grand nombre de sujets ; la langue naturelle, blanchâtre ou légèrement rosée, n'offrait pas d'autre lésion. La soif nulle était encore supportable dans les cas graves. L'appétit toujours conservé dans les cas ordinaires, se maintenait encore quelque temps chez les sujets dont la maladie offrait des craintes et même chez ceux dont l'issue devait être funeste. Des 50 à 60 individus qui ne furent pas traités, l'immense majorité ne s'alita pas, et ceux qui reçurent des soins conservèrent toujours assez de forces pour aller seuls à la garde-robe, jusqu'à la terminaison complète de leurs maladies ; quant aux personnes qui succombèrent, elles ne cessèrent de se lever que peu de jours avant la mort ; cette proposition se trouvait être moins absolue chez les vieillards.

L'anorexie, le dégoût, les vomissements ; une vive sensibilité de la région précordiale et du ventre, une peau sèche, rugueuse, un abdomen rentré ; la difficulté de supporter les boissons les plus légères ; l'apparition soudaine de tumeurs parotidiennes annonçaient en général un grand danger.

La durée moyenne était de 10 jours ; dans les cas intenses, de 18 à 25.

Tous les âges en furent atteints, depuis la plus tendre enfance jusqu'à la vieillesse la plus avancée ; de 5 septuagénaires ou octogénaires, à ma connaissance, 4 fois la maladie fut mortelle.

La convalescence rapide se prolongeait chez les épidémiques qui avaient éprouvé des pertes énormes.

Appuyons maintenant cette description générale de quelques observations particulières.

1re. OBSERVATION.

Caullier, Joseph, 12 ans, force ordinaire, éprouva le 2 octobre, des coliques immédiatement suivies de déjections stercorales bientôt bilieuses, glaireuses et sanguinolentes, se répétant 40 à 50 fois les premiers jours avec ténesme ; sentiment de cuisson à l'anus, conservant de l'appétit, nullement altéré et ne s'alitant que le 10 ; le 13 on réclama mes soins.

Langue large, blanchâtre ; soif modérée, anorexie incomplète, pouls faible, peau fraîche, faiblesse, vive sensibilité à la pression de toute la partie ombilicale et inférieure du ventre, moins marquée à l'épigastre, ventre plat, coliques, déjections fréquentes, 20 à 25 d'une odeur fétide, repoussante, épreintes douloureuses, muqueuse, anal sensible.

14. Réponses lentes, mais justes, indifférence sur son propre état ; cataplasme sur le ventre non supporté, sphincter anal entr'ouvert, déjections presqu'involontaires.

15. Selles involontaires d'une odeur infecte, pénétrante ; yeux enfoncés dans les orbites, amaigrissement sensible, pouls débile, soif nulle, langue large, blanchâtre, ventre retracté, toujours douloureux.

16. Pouls dépressible, à peine sensible, prostration, peau froide, selles moins fréquentes; fait une grimace lorsqu'on lui palpe le ventre. Mort le 17.

2ᵐᵉ. OBSERVATION.

Thierry, Félix, 36 ans, marié, faible constitution, depuis plusieurs années atteint d'une affection organique de l'estomac et d'une phlegmasie de la muqueuse pharyngo-laryngienne, ressentit le 8 octobre des coliques, qui bientôt l'obligèrent à aller à la selle. Les coliques perdirent assez promptement de leur intensité et les déjections de leur fréquence; le 12, je fus appelé, j'observai ce qui suit :

Maigreur, langue rougeâtre, soif modérée, un peu d'appétit, palper abdominal presqu'insensible, douloureux à la région épigastrique, pouls petit, légèrement accéléré; coliques, déjections bilieuses, glaireuses, filantes, adhérentes au vase, mêlées de stries sanguinolentes, 25 à 30, ténesme; voix rauque, peau sèche, chaleur naturelle, arrière-bouche d'un rougè pâle, douloureuse, sensibilité de tout le pourtour du cou, sommeil de quelques heures, toux.

14. Diminution des coliques.

15. Le malade s'alite. Plus de coliques, ventre affaissé, langue légèrement sèche, soif, pouls faible, mouvement fébrile le soir, rougeur de l'angle de la machoire droite. (Catap. sur la rougeur, gargar. avec sirop de mûres, eau gommeuse, 2 demi-lav. reudus aussitôt qu'injectés).

16. Apparition d'une seconde parotide à gauche, 8 à 10 selles. (Limonade citrique, eau gommeuse avec addition de laudanum, garg. acidulés, catap. autour du cou, demi-lav.)

17. Disparition des deux parotides.

18. Les déjections alvines finissent par être réduites de 3 à 4. Ventre retracté, douleur toujours vive de l'épigastre, ouie fine, langue rosée, bouche sèche, soif, altération de plus en plus marquée de la voix, aridité de l'arrière-bouche, quelques vomissements bilieux sans efforts, peau sèche, fraîche, douleur de la gorge, pouls faible bientôt déprimé, sommeil, toux sèche, faiblesse très-grande (eau de poulet, panade, eau vinée), cet état se continue jusqu'au 28, jour de la mort.

La première obs. se fait remarquer par la simplicité de ses symptômes, la faiblesse survient fort tard, la prostration presqu'aux derniers moments ; si la 2me obs. présente des symptômes plus nombreux, on doit l'attribuer à la gastrite et à la laryngite, chroniques que portait le malade depuis 4 années, qui en passant à l'état aigu, auront puissamment contribué à la catastrophe.

3me. OBSERVATION.

Bourson, Pierre-François-Joseph, 30 ans, haute stature, forte constitution, fut pris subitement le 13 octobre de coliques violentes, immédiatement suivies d'évacuations inférieures extraordinaires, 150 à 200 selles en 24 heures, bilieuses, muqueuses, sanguinolentes.

15. Langue large, rosée ; coliques, douleurs de la région ombilicale, sentiment de pesanteur dans le trajet du colon, déjections 120 à 150 mêlées de stries et même de petits caillots sanguins, ténesme, pouls grand, fréquent, régulier. (Demi-lav. catap., inf. guim., diète.)

20. Les selles sont réduites à environ 60.

21 au 31. Les déjections glaireuses, filantes, adhérentes au vase, légèrement brunâtres, d'une odeur fétide et pénétrante, diminuent de fréquence, toutefois au 31 elles étaient encore au nombre de 30 à 35. Ventre affaissé, moins sensible à la pression, gargouillement dans la fosse iliaque droite, faiblesse en rapport avec le nombre des déjections, coliques moins intenses, ténesme, langue large, rosée, peu sèche ; pouls plein, fréquent le soir, se conservant ainsi jusqu'au terme fatal ; 3 à 4 vomissements, soif modérée, anorexie incomplète, peau normale, difficulté de supporter les boissons, même prises en petite quantité. (Macération de guim., eau d'orge, de fontaine, de poulet ; lav. de rathanhia de gr. de lin laudanisés, rendus aussitôt qu'injectés ; extrait sec de monésia 20 centigr. matin et soir, panade, une cuillerée de vin toutes les 2 heures.)

2 Novembre, 15 à 18 selles. Les forces se perdent, ce qui n'empêche pas le malade de se lever sur son lit pour se mettre sur le bassin jusqu'au dernier moment. Toux à peine sensible,

peau sèche, anorexie complète ; le malade n'accuse aucune douleur. (Déc. fr. pect. bientôt abandonnée pour l'eau pure, seule boisson agréable et facilement supportée.)

5. Parotide droite.

6. 3 à 4 selles, sensibilité épigastrique.

7. Respiration gênée vers le soir, la nuit respiration plaintive, gémissante, peau couverte d'une légère sueur visqueuse.

8 au matin. Respiration difficile, affaissement de la tumeur parotidienne, fin entrevue. Mort à 11 heures.

4me. OBSERVATION.

Praquin, Ismérie, 15 ans, menstruée depuis 2......., taille au-dessus de la moyenne, éprouva sans cause appréciable et tout-à-coup, le 20 octobre, des coliques qui furent suivies de déjections liquides sanguinolentes, très-fréquentes, qui cependant ne l'empêchèrent pas de vaquer à ses occupations et de conserver de l'appétit; évacuations qui cessèrent le 1er novembre.

5 Novembre, réapparition du flux diarrhéique; la malade s'alite.

6. Jour de ma première visite. Langue large, humide, soif nulle, de l'appétit; chaleur de la peau normale, excepté la nuit où elle se couvre de sueurs, pouls petit, peu fréquent le soir, sommeil, toux sèche, bientôt avec crachats muqueux; ces phènomènes se continuent toute la durée de la maladie; ventre ni tendu, ni affaissé, peu sensible, gargouillement, coliques précédant les déjections qui, au nombre de 8 à 10, sont fétides et non sanguinolentes.

7 au 13. Les déjections diminuent et cessent entièrement, le ventre est souple, non douloureux, l'ouïe un peu dure. La malade descend de son lit, va seule dans une pièce voisine chaque fois que le besoin s'en fait sentir, pendant tout le cours de sa maladie.

14. La malade est restée une demie-heure levée le matin, s'est refroidie, en sorte que le pouls faible déjà, s'est trouvé à peine sensible dans la journée; peau froide, exécute cependant avec facilité tous les mouvements qu'elle juge nécessaire, de-

mande des aliments, de l'eau rougie; le soir le pouls à repris son état normal.

15. Sueurs abondantes, ouie moins dure, appétit plus vif, quelques sudamina sur la poitrine. (Eau vinée, lait coupé, eau de veau.)

16. Continuation des sueurs.

18. Transpiration cutanée, copieuse, la nuit les sudamina en pointe, petits, sont plus nombreux et s'étendent sur le ventre, ouïe fine. (Eau rougie, lait coupé, eau de veau, panade, bouillie.)

19. Disparition des sudamina. (2 verres d'eau de Sedlitz qui procurent 3 selles abondantes.)

A dater de ce jour, la convalescence marche rapidement et la malade peut sortir quelque temps après.

Maintenant, mon cher confrère, que vous êtes initié avec les caractères propres de l'épidémie, vous penserez que je ne devais pas rester indifférent à une attaque aussi brusque qu'imprévue, que me lançait le Sous-Préfet, sous l'inspiration du médecin des épidémies; aussi répondis-je aussitôt « qu'il ne règne et qu'il n'a pas régné dans cette commune d'épidémie, de fièvre typhoïde, qu'une pareille assertion est dénuée de tout fondement, que s'il y a blâme, j'en assume toute la responsabilité; que probablement des personnes sous le masque de philantropie, auront essayé de tromper sa bonne foi en me peignant sous des couleurs peu flatteuses, qu'une affection dans laquelle on ne remarque pas « la prostration, la stupeur, la fuliginosité, la lividité, l'épistaxis, un exanthème caractéristique particulier, un ballonnement du ventre plus ou moins marqué, un état subdélirant, » n'a pas et ne peut avoir la forme typhoïde. Eh bien ! disais-je, les malades de Laneuville, n'ont présenté aucun des symptômes ci-dessus énumérés. (J'aurais pu en ajouter d'autres aussi caractéristiques qui ont également fait défaut, je les complèterai bientôt.) Chaque maladie doit avoir son histoire particulière, autrement on tomberait dans le chaos; si quelques médecins voient partout cette fièvre, ils s'éloignent des grands maîtres et de la généralité de leurs confrères. »

En date du 30 novembre, M. Baudon réplique en persistant dans son opinion, analysons cette lettre.

« C'est un acte de loyauté de votre part, d'assurer sur vous seul la responsabilité des torts que M. Guizelin ne pouvait avoir en cette circonstance. »

Rép. Voici ce qui s'appèle débuter en maître, mais est-il bien avéré, monsieur, que votre très-humble serviteur mérite les torts dont il vous plait de le gratifier?

« Votre lettre pourrait me faire supposer jusqu'à un certain point, que je vous aurais desservi auprès de M. le Sous-Préfet, comme vous ne vous expliquez pas, je ne veux de votre part, ni arrière-pensée, ni fausses interprétations. »

Rép. « Je n'avais nullement songé que vous fussiez homme à me dépeindre comme inobservateur, mes soupçons s'étaient vaguement dirigés sur d'autres; aujourd'hui souffrez que je pense qu'un médecin qui donne sans preuves ou sur des renseignements équivoques, en présence de l'administration et par écrit, un démenti formel à un de ses confrères, n'est pas très-charitable pour son prochain. »

« Dans mon premier rapport de Montiers, j'écrivais à M. le Sous-Préfet : M. Douvillé, officier de santé, voit habituellement les malades de Montiers, il y met du zèle et du désintéressement. »

Rép. Si je devenais malade, dans quelque position que je me trouvasse, jamais je ne confierais mon existence à un médecin inexpérimenté, possédât-il au superlatif le zèle et le désintéressement.

« Nous n'avons pu nous accorder complètement sur les moyens à employer. »

Rép. La diversité des opinions développées par les expérimentateurs, touchant le traitement de la fièvre typhoïde, est bien propre à jeter le doute sur l'efficacité de tel moyen plutôt que de tel autre, et tant que le dernier mot ne sera pas dit sur sa thérapeutique, il sera permis à chaque médecin de suivre tout en ne négligeant pas les progrès de la science, la méthode qu'il croira jusqu'ici avoir mieux répondu à ses espérances.

« Je me transporte à Laneuville-Roy, je receuille vos renseignements et je les communique à M. le Sous-Préfet.

« Dans mon rapport du 15 novembre, je m'exprime ainsi :

« M. Douvillé m'a déclaré qu'en effet il y avait eu un grand nombre d'habitants affectés de dévoiement dysentérique, mais que le plus grand nombre n'avait eu recours à aucun homme de l'art, qu'il n'avait soigné que 15 malades, dont 5 avaient succombé. »

Rép. Je n'ai compté alors que les maisons dans lesquelles j'étais appelé ; comme il s'en trouvait 1, 2, 3, et quelquefois plus, on peut au moins doubler le nombre.

« Ces 15 malades ont eu d'abord un dévoiement dysentérique pendant quelques jours, et tous ont été pris de fièvre typhoïde adynamique. »

Rép. Pour le coup, voilà une assertion bien téméraire, j'ai eu l'honneur de vous dire, mon très-honoré confrère, que la maladie régnante avait pour caractère un flux diarrhéique extraordinaire ; est-ce à dire que j'ai ajouté que les malades avaient été saisis au bout de quelques jours, de fièvre typhoïde adynamique ? Si je l'eusse dit, j'aurais été en contradiction flagrante avec les faits. Donc vous êtes dans l'erreur, vous n'avez pu ni voulu m'attribuer ce mot, vous l'avez ajouté à votre rapport comme la conséquence d'un fait à vous seul démontré ; ce ne sont pas là les renseignements recueillis près de moi, qui n'ai jamais pensé qu'une entéro-colite soit une dothinentérie.

Remarquez qu'on ne me fait grace d'aucun malade. « Tous ont été... sans doute y compris ceux qui n'ont pas reçu de soins. Voyez alors le miracle qui s'est accompli à Laneuville : 50 à 60 personnes ont conservé de l'appétit, ont continué de vaquer à leurs occupations, et cependant elles étaient affectées de fièvre typhoïde, et notez de fièvre typhoïde... adynamique... un pareil phénomène, je l'avoue, mérite par sa rareté de trouver place dans le recueil des savants. Mais poursuivons.

« Les victimes sont : 1° Faroux Augustin, 74 ans ; 2° un enfant de 12 ans et l'autre de 2 ans, à Antoine Caullier ; 3° Félix Thierry, âgé de 46 ans ; 4° Bourson, Joseph, âgé de 30 ans, ces 2 derniers ont eu des parotides qui ont disparu avant l'issue fatale de leur maladie. »

Rép. On ne doit mourir que de la fièvre typhoïde : hors cette maladie pas de mortalité. Les épidémies meurtrières de dysentérie des camps, des prisons, etc., ne comptent pour rien pour preuves, vous avez perdu 5 malades, donc ils sont morts de la fièvre typhoïde. C'est M. Baudon qui vous le dit.

Ici je suis obligé d'intervertir l'ordre des citations pour plus de clarté, et afin d'éviter des répétitions.

« Les symptômes que vous énumérez dans votre lettre ne sont pas les seuls ‚qui doivent caractériser cette affreuse maladie. »

Rép. Si vous aviez cru, mon très-honoré confrère, qu'une énumération plus complète des symptômes exanthématiques eût été favorable à votre opinion, il fallait la faire, elle m'aurait servi de point de comparaison avec celle qu'a présentée l'épidémie de Laneuville; mais puisque vous avez glissé sur ce point, je me vois dans l'obligation d'y suppléer.

On entend par fièvre typhoïde, une maladie qui présente pour caractère distinctif l'ulcération des plaques elliptiques de Peyer, particulièrement celles qui tapissent le tiers inférieur de l'iléon, ulcération que l'on rencontre souvent aussi dans le commencement du colon, dans l'estomac, le larynx, etc., même sur la surface cutanée, ainsi que l'atteste la destruction des plaies, des vésicatoires et de la peau des saillies osseuses, etc. Les signes relatés par les auteurs qui se sont occupés spécialement de cette affection et qui correspondent à ces altérations organiques, sont les suivants, que je prends dans un ouvrage intitulé : *Recherches sur la fièvre typhoïde,* par M. LOUIS, médecin en chef des épidémies du département de la Seine, médecin de l'Hôtel-Dieu de Paris, etc., etc., 2ᵉ édition :

1ʳᵉ. Catégorie.

Symptômes d'une certaine valeur, cependant d'une importance secondaire, attendu qu'ils se montrent dans d'autres affections.

Diarrhée au début (on excepte l'entérite proprement dite) douleurs épigastriques, nausées, vomissements, chaleur, accélération du pouls, céphalalgie, douleurs des membres et même délire, langue sèche, noirâtre, dents encroûtées, toux avec râle sibilant, frissons au début, anorexie, soif.

2ᵐᵉ. Catégorie.

Symptômes plus ou moins caractéristiques, méritant une grande attention.

Epistaxis, tâches roses, lenticulaires, sudamina; quand ils sont larges et nombreux, météorisme, sifflements, bruissements, tintements, bourdonnements d'oreilles, trouble de la vue, dureté de l'ouïe, surdité, hémorragie intestinale, grosseur de la rate, assoupissement, stupeur, débilité extrême, peu en rapport avec les autres symptômes ; spasmes, raideur des membres, vertiges, aphonie, eschares au sacrum, ulcérations, puis destruction de la peau des saillies osseuses et des plaies des vésicatoires.

Il est nécessaire que ces symptômes existent, non tous réunis, mais en certain nombre.

3me. Catégorie.

Les frissons, l'anorexie, la soif, la céphalalgie, les douleurs de ventre, la diarrhée, une faiblesse devenant promptement considérable, supérieure à celle qu'elle est dans l'entérite ; si les malades chancellent, paraissent comme ivres, le mouvement fébrile très-considérable. Lorsque ces symptômes se trouvent réunis, on doit, sinon affirmer, au moins fortement soupçonner son existence, puis viendront....

4me. Catégorie.

Si un individu jeune encore (condition rigoureuse) avait une diarrhée légère avec mouvement fébrile, supérieur à celui qui a-lieu dans la dysentérie ; si cette diarrhée ne cédait ni à la diète, ni aux boissons adoucissantes ; s'il y avait du météorisme, des bourdonnements, de la surdité, la faiblesse étant considérable... Puis on observerait.....

Maintenant nous pouvons établir avec connaissance de cause le parallèle de ces symptômes avec ceux offerts par nos malades.

Parmi les phénomènes de la première catégorie, nous observons, assez rarement il est vrai, des douleurs épigastriques, des nausées, des vomissements, et plus rarement encore de la toux, des brisements des membres ; la diarrhée dans la fièvre typhoïde est ordinairement modérée ; 25 déjections sont regardées comme excessives et rares ; dans notre épidémie, 50 évacuations étaient terme moyen, les extrêmes 25 et 200. Dans la dothinentérie, le flux diarrhéïque et les autres symptômes sont presque toujours précédés de frissons, d'anorexie, de dégoût, etc. Ici ils font tout-à-coup explosion ; une personne au milieu de son travail est prise, sans cause appréciable, de coliques, puis immédiatement il faut courir ; sont-ce là, mon très-honoré confrère, les prodromes de votre fièvre typhoïde. Dans la description générale, où trouvez-vous, je vous prie, la chaleur, la fièvre, la soif, l'anorexie ? Avez-vous lu la céphalalgie, le délire, l'encroûtement de la langue et des dents ? cependant ils auraient pu s'y trouver, et pourtant la maladie n'être pas encore fièvre typhoïde.

Passe pour cette catégorie, me direz-vous, mais dans la 2ᵐᵉ, vous allez rencontrer réunis en certain nombre les signes caractéristiques de cette affection, sans cela, me serais-je permis d'affirmer son existence d'une manière si positive ? Au reste, ne suis-je pas doué d'une seconde vue, moi qui devine avec une justesse sans égale les phénomènes que je n'ai pas observés, moi qui juge en souverain et sans appel la nature intime de vos épidémiques? N'avez-vous pas entendu la voix du premier magistrat de l'arrondissement qui vous dit que j'ai et que je mérite toute sa confiance. Quelque chose que vous fassiez, quelques preuves que vous produisiez, il ne vous croira pas; que lui importe que vous cherchiez, armé de faits, à éclairer son opinion? J'ai dit et j'ai écrit que tous les malades de Laneuville avaient été pris de fièvre *typhoïde adynamique.* Eh bien! je maintiens ce que j'ai avancé; s'il y a erreur, c'est votre fait, mes arrêts font loi.

Vos arrêts font loi, mon très-honoré confrère,.... auprès de l'administration.... soit.... mais nous, nous cherchons la vérité dans les faits : ainsi poursuivons.

Le premier qui se présente est l'épistaxis qui, dans notre épidémie, fait défaut; viennent ensuite les taches roses lenticulaires, que la plus grande attention n'a pu nous faire découvrir. Les sudamina assez nombreux dans la 4ᵐᵉ obs., mais petits et en pointe. Le météorisme, dans aucun cas; les sifflemens, les bruissements, les tintements, les bourdonnements non observés, ainsi que la surdité; l'ouïe dure, un cas (4ᵐᵉ obs). Le trouble de la vue; ici, toujours vue excellente. L'hémorragie intestinale, jamais. L'augmentation du volume de la rate; j'eus beau palper sa région, je ne trouvai que signe négatif. L'assoupissement, la stupeur, ont constamment fait défaut. La prostration ne s'est fait remarquer que chez quelques sujets, et peu de jours avant le terme fatal. Les eschares au sacrum, sur les saillies osseuses, les spasmes, la raideur des membres, les vertiges ont également manqué. Un sujet (2ᵐᵉ obs.) nous a présenté une aphonie incomplète, dépendante d'une laryngite chronique passée à l'état aigu ; symptôme rencontré là comme coïncidence.

Mêmes phénomènes négatifs pour la 3me catégorie. Si nous jetons les yeux sur la quatrième, nons ne trouvons encore aucun sujet qui nous ait donné cet ensemble de symptômes.

Ainsi, on le voit, les signes caractéristiques typhoïdes brillent de tout leur éclat chez les épidémiques de Laneuville..... par leur absence.

Si nous jetons un coup d'œil sur la durée, nous trouvons qu'elle a été courte, qu'une infinité d'enfants et d'autres personnes ont passé diverses phases de leurs maladies conservant l'appétit et vaquant à leurs occupations, que la faiblesse s'est toujours montrée en rapport avec la fréquence des déjections, ce qui n'a jamais lieu dans la dothinentérie, dans laquelle ce signe n'est nullement proportionné aux autres symptômes; que si l'affection s'est prolongée chez quelques sujets, on doit l'attribuer à sa gravité, aux pertes excessives qu'ils éprouvèrent; que si dans la 4me obs. la maladie a duré 14 jours, ce temps n'est pas exorbitant, qu'il faut s'en prendre à une rechûte déterminée par des erreurs de régime, (la malade ayant mangé beaucoup de fruits); que loin d'être faible, elle a toujours pu et voulu se transporter seule, chaque fois que le besoin s'en faisait sentir, dans une pièce voisine très-froide; que la toux ne reconnaît pas d'autres causes; que les sudamina, larges dans l'exanthème intestinal, se sont trouvés ici assez nombreux en effet, mais petits; que la dureté de l'ouïe ne peut encore être regardée que comme une coïncidence; que d'ailleurs ces deux signes ne peuvent suffire seuls pour caractériser une fièvre typhoïde, puisqu'on les rencontre rarement, il est vrai, mais qu'on les rencontre dans l'entérite proprement dite, et dans d'autres maladies; que la faiblesse du pouls, loin d'accuser en faveur de cette affection, prouve évidemment, pour la dysentérie, que, même si le doute avait pu exister (ce qui n'a jamais eu lieu pour moi), la rapidité de la convalescence l'aurait entièrement dissipé; que la convalescence prompte dans les cas légers, s'est trouvée en rapport, dans les autres cas, avec l'intensité et la fréquence des déjections; que dans l'épidémie de Montiers, je pourrais citer plusieurs malades qui, sans avoir présenté un grand nombre de symptômes, ont eu cependant une convalescence pénible et excessivement longue, preuve évidente qu'il n'y a eu aucune analogie entre ces deux épidémies; enfin, que celle de Laneuville est remarquable par le petit nombre et la simplicité de ses phénomènes.

Maintenant poursuivons nos citations :

« Et en date du 20, en réponse à une lettre de M. le Sous-Préfet :

« Je viens réparer l'erreur, bien involontaire, que j'ai faite dans le rapport que j'ai eu l'honneur de vous adresser en date du 15 courant.

« M. Douvillé m'a conduit chez les deux seuls malades qu'il soignait en ce moment : 1° chez la demoiselle Ismérie Praquin, âgée de 15 ans, malade depuis un mois; au début, dévoiement dysentérique pendant 15 jours, puis symptômes typhoïdes et aujourd'hui prostration extrême des forces. (Vous devez vous rappeler, monsieur, que le pouls de cette malade était presqu'insensible). »

Rép. Je me suis suffisamment expliqué sur cette malade, je ne puis que renvoyer à l'histoire de sa maladie et au commentaire que j'en fais, page 29; je demanderai seulement à mon très-honoré confrère, quel sens il attache à cette expression : *prostration extrême des forces.*

« 2° Dame Augustine Prévost, âgée de 46 ans, malade depuis un mois, dévoiement dysentérique pendant 15 jours. (J'ai pris des notes sur cette malade), je trouve qu'elle était brisée dans les membres, qu'elle avait soif et qu'elle avait de légers symptômes typhoïdes. »

Rép. Vous ne pouvez faire que les brisements des membres, la soif, les sueurs, la rougeur de la langue, la faculté d'absorber des quantités énormes de liquide (cette malade buvait considérablement), vous ne pouvez faire, dis-je, d'une gastro-duodénite, une entitée typhoïde, et cela en dépit de vos notes.

« Actuellement, monsieur, remettons chaque chose à sa place : une épidémie se déclare dans le séminaire de Beauvais, etc., un jeune séminariste arrive à Montiers, etc., etc. »

Rép. Quand on désire mettre chaque chose à sa place, on ne déplace pas aussitôt la question, en parlant de Montiers, quand il s'agit de Laneuville.

« Les malades de Laneuville-Roy ont été affectés, en grande partie, de dysentérie; ceux que vous avez soignés, au nombre de 12 ou 15, ont eu pour complication la fièvre typhoïde, et j'en trouve la preuve dans Ismérie Praquin, qui est encore couchée, et dans Thierry, Félix, âgé de 36 ans, mort le 20me jour avec des parotides, et dans Joseph Bourson, âgé de 30 ans, mort le 22ᵐᵉ jour avec des parotides; or, dites-moi, monsieur, s'il n'est pas notoire que les parotides s'observent fréquemment dans les épidémies graves de fièvres adynamiques, ataxiques et pestilentielles. C'est un symptôme caractéristique des maladies typhoïdes et son apparition est presque toujours l'indice d'un grand danger. »

Rép. Non, monsieur, il n'est pas notoire que les parotides s'observent fréquemment dans la fièvre typhoïde (j'écarte fièvres adynamiques, ataxiques, pestilentielles; je n'ai à m'occuper ici que de la dothinentérie); sur 47 malades de Montiers, je ne les ai vues qu'une seule fois. Dans les observations particulières et multipliées de fièvres typhoïdes que donnent les auteurs qui ont traité spécialement de cette maladie, on les rencontre rarement. M. Delarroque, en les rangeant parmi les complications, dit : « Les parotides sont rares, et plus rares qu'on ne pense dans la fièvre typhoïde. Sur deux cents sujets, je ne les ai observées que deux fois, » peut-être fut-il un temps où on les voyait souvent. Lorsque l'histoire de cette affection était peu avancée, alors ou confondait cette maladie avec d'autres également graves, qui aujourd'hui sont reconnues être tout-à-fait distinctes. Il est encore moins notoire qu'elles soient un des symptômes caractéristiques de l'entérite folliculeuse aiguë. J'ai beau chercher partout, je les trouve reléguées dans les complications, ou considérées comme simple coïncidence. Que dirait-on si quelqu'un s'avisait de classer le catarrhe pulmonaire, la pneumonie, la néphrite, l'arachnitis, l'érysipèle, un vaste abcès, etc., parmi les signes essentiels de la dothinentérie? cependant ces complications s'observent dans la maladie qui nous occupe. Quand il arrive qu'une inflammation se développe sur un ou plusieurs des organes précités, je vois là une superstimulation, un effort extraordinaire que fait le viscère primitivement opprimé pour se débarrasser de l'excès de douleur qui l'accable; que cette explosion ait lieu tantôt sur la muqueuse bronchique, sur les poumons, le cerveau, etc., tantôt sur la surface cutanée, tantôt sur les glandes, si celles-ci y sont davantage prédisposées, peu importe, le but de la nature est toujours le même. C'est une crise, si je puis m'exprimer ainsi, crise souvent funeste au malheureux patient. Par l'apparition d'une parotide et au milieu de l'intensité d'une maladie, le médecin juge la perturbation, les désordres profonds que récèle l'organisme, pour cela il n'en infère pas que ce phénomène soit un symptôme caractéristique de la maladie soumise à son observation , puisque pareille chose arrivera demain à un autre sujet affecté d'une lésion primitive toute différente.

« Investi de la confiance de l'administration depuis un grand nombre d'années , je comprends toute l'importance de la mission que j'ai à remplir; j'agis avec le calme et l'indépendance d'un homme qui cherche la vérité ; j'établis mes rapports sur des documens recueillis auprès des malades soumis à mon examen, et partout où je les trouve utiles pour éclairer l'administration , j'ajoute mon expérience à celle de mes confrères; je donne mon avis sur les règles à suivre dans chaque mode de traitement, laissant à chacunn d'eux la liberté d'en faire tel usage qu'il jugera à propos. Je n'ai toujours eu qu'à me louer de cette règle de conduite. »

Rép. Si j'avais l'honneur d'être médecin des épidémies, j'agirais avec calme, mais sans idée préconçue, et je ne confondrais pas deux maladies distinctes. Mon indépendance n'irait pas jusqu'à compromettre gratuitement un confrère auprès de l'administration ; je chercherais la vérité dans les faits et non dans mon esprit; je recueillerais mes documens près des malades et non sur des renseignemens incomplets; jamais je ne m'arrogerais le droit de décider arbitrairement sur la nature intime d'une épidémie dont je n'aurais saisi que des traces fugitives ; j'épargnerais ainsi à mon adversaire, et à sa grande satisfaction, le devoir pénible de me réfuter; je ne dédaignerais pas connaître son opinion sur une maladie qu'il aurait suivie avec une attention soutenue, depuis son invasion jusqu'à son extinction; je prendrais en considération les objections qu'il me présenterait, je les pèserais avec impartialité, je lui donnerais les raisons qui militent en faveur de ma manière de voir, et, si de la discussion ma religion ne se trouvait pas suffisamment éclairée, avant de porter mon jugement, je recourrais, soit à la source du foyer primitif, soit.... Tout étant fier de la confiance administrative, je n'oublierais pas que mon confrère a aussi des devoirs à remplir, je réfléchirais avant de mettre sa considération en jeu, aussi, n'apporterais-je que des preuves palpables qui ne courraient aucun risque de s'écrouler sous la plume débile d'un pauvre officier de santé de campagne, qui , connaissant toute sa faiblesse, se trouverait heureux de pouvoir appuyer son témoignage de l'autorité d'un de ses honorables confrères.

MONSIEUR ET TRÈS-HONORÉ CONFRÈRE,

Je pensais qu'il me serait inutile de revenir sur le diagnostic de l'épidémie pour laquelle j'ai été appelé plusieurs fois à Laneuville-Roy. Mais puisque vous m'y engagez, je ne puis que vous répéter ici ce que j'ai dit, alors que j'étais avec vous en consultation pour les pauvres malades qui m'ont fait appeler : les malades que j'ai vus à Laneuville-Roy étaient évidemment sous l'influence et affectés de dysentérie épidémique, maladie qui a fait tant de victimes il y a quelque temps, tant à Laneuville-Roy que dans une foule d'autres localités où elle a paru sévir avec non moins de violence, et où les victimes n'ont pas été moins nombreuses, malgré les traitemens divers auxquels ces infortunés ont été soumis.

Votre dévoué confrère,   C. DEMOUY, D. M. P.

Gournay-sur-Aronde, ce 30 Décembre 1843.

Finissons les citations de M. Baudon :

« Je vous devais, monsieur, toutes les explications que je viens de vous donner, je les devais à M. le Sous-Préfet pour l'éclairer, je les devais à moi-même pour ma satisfaction, encore que j'aurais pu vous renvoyer aux termes dont je me suis servi dans mes différens rapports. »

Agréez, etc.   BAUDON.

Mouy, 30 Novembre 1843.

Rép. Si j'avais l'honneur d'être médecin des épidémies, je ne donnerais que des explications appuyées sur des faits certains, M. le Sous-Préfet n'en serait que plus éclairé, et mon amour-propre plus flatté; je sentiarais toute l'inopportunité (j'adoucis l'expression) qu'il y aurait à renvoyer mon confrère aux termes d'un rapport.... nullement sollicité.... réfutable d'ailleurs.... mais tout-à-fait étranger à la discussion.

AU BAS EST ÉCRIT :

« Vu par nous Sous-Préfet de Clermont, avec attestation que les citations que renferme cette lettre, sont de la plus exacte vérité, et que M. BAUDON a, et mérite toute la confiance de l'administration. »

A Clermont, 1er Décembre 1843.

Le Sous-Préfet,   DE PLANCY.

www.ingramcontent.com/pod-product-compliance
Ingram Content Group UK Ltd.
Pitfield, Milton Keynes, MK11 3LW, UK
UKHW022345120726
13694UKWH00004B/1696